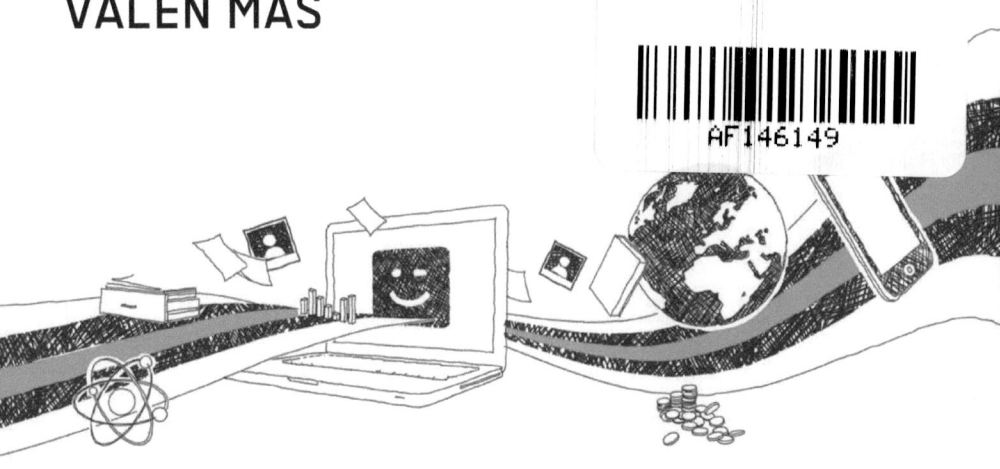
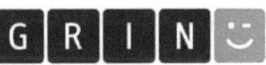

Bibliographic information published by the German National Library:

The German National Library lists this publication in the National Bibliography; detailed bibliographic data are available on the Internet at http://dnb.dnb.de .

Imprint:

Copyright © 2012 GRIN Verlag
Print and binding: Books on Demand GmbH, Norderstedt Germany
ISBN: 9783668806771

This book at GRIN:

https://www.grin.com/document/439371

Pedro Gurillo Muñoz

Responsabilidad civil médica

GRIN Verlag

GRIN - Your knowledge has value

Since its foundation in 1998, GRIN has specialized in publishing academic texts by students, college teachers and other academics as e-book and printed book. The website www.grin.com is an ideal platform for presenting term papers, final papers, scientific essays, dissertations and specialist books.

Visit us on the internet:

http://www.grin.com/

http://www.facebook.com/grincom

http://www.twitter.com/grin_com

Responsabilidad civil médica

Pedro Gurillo Muñoz

Febrero 2012

ÍNCIDE

Introducción

La enfermedad es una situación especial en la que el legítimo ejercicio de los derechos de la persona, reconocidos por la Constitución, pueden plantear problemas, más o menos importantes en función de cada caso concreto.

En el ejercicio profesional de la medicina, las dimensiones técnicas, interpersonales, éticas y jurídicas configuran un espacio complejo, cuyo centro es el individuo destinatario final del quehacer profesional, y donde la norma jurídica puede actuar positivamente como factor agilizador en el desenvolvimiento de las relaciones médico-paciente, o como factor negativo de enrarecimiento.

El ejercicio de la medicina ha sufrido en los últimos años una trasformación considerable, de tal manera que se ha pasado de una medicina descriptiva y contemplativa a una medicina activa y de toma de decisiones. Antes era suficiente con observar y esperar, sin embargo hoy día es preciso intervenir lo antes posible, incluso se exige anticiparse a la aparición de los síntomas. El profesional sanitario ha dejado de ser esa figura aureolada de respeto social, mítica e intocable, y hoy son cada vez más frecuentes las apelaciones a la justicia con exigencias de indemnización de daños u otros perjuicios contra los profesionales y la administración sanitaria.

El ciudadano se siente permanentemente seducido por los grandes avances científicos y tecnológicos de la medicina, por lo que le resulta cada vez más incomprensible el hecho de un fracaso terapéutico. Sin embargo, el profesional médico se siente amenazado y poco comprendido en su labor, lo que se traduce en comportamientos defensivos. A esto se añade el hecho de que los jueces se ven obligados a pronunciarse sobre asuntos de la complicada medicina moderna, sus técnicas y su organización, encontrándose en muchos casos con el vacío legal sobre el que se sustenta la praxis médica y la dificultad efectiva para determinar responsabilidades.

La formación del personal sanitario se centra en el ámbito científico, clínico, técnico y práctico pero, en general, descuida la preparación y familiarización en aspectos legales y jurídicos que están muy presentes en el quehacer diario del sanitario.

Con todo esto, el objetivo principal del presente trabajo se basa en un acercamiento a la responsabilidad civil médica en el marco jurídico mediante un análisis de importantes cuestiones procesales (el orden jurisdiccional competente, legitimación, la prueba, peritación), la distinción de diferentes tipos de medicinas, la obligación de medios y resultados, la responsabilidad médica, el daño y el consentimiento informado. Para dicho análisis, se valorará el marco legal vigente en cuanto a estas cuestiones y la aplicación que hacen los Tribunales del mismo, mediante las distintas sentencias.

Introduction

Illness is a special situation where application of person rights, recognized by the Spanish Constitution, might cause more or less important problems depending on each concrete case.

In medical profession a complex framework is configured by techniques, interpersonal relations, ethic and legal concepts, where patients are the center and also destiny of professional duties. Moreover, law is part of this environment affecting positively or negatively speeding up of rarefying the doctor-patient relationship.

Medicine has suffered an important transformation during the last years, passing from a descriptive and contemplative way of diagnosis to an active and decision making interventions. In the past observe and wait for illness evolution was enough, but nowadays a fast decision, even an anticipated diagnostic to the sing appearance, is being necessary. On the other hand, health workers are ceasing to be in a social respected situation, being unquestionable, and are passing to be more and more frequently involved in compensation requirement situations due damages produced to patients.

The common citizen is nowadays in knowledge of new technological and scientific advances in health, and it is more incomprehensible and unacceptable for them a therapeutic failure. Otherwise, health guild feels itself forced and underestimated, and therefore a reserved and defensive behavior is adopted. Moreover, judges have to face trails with complicated modern medical issues, including techniques and organization, and also sometimes legal vacuums presented due a non-equal evolution of the law, makes difficult to determinate who the responsible is.

Health workers education is centered in scientific, clinic, technic and practical scope, but in general, legal aspects are not studied even being present in their diary routine.

In order to review the more important laws in this area, an analysis in presented where important legal aspects are studied (appropriate judicial authority, legitimization, tests and expert opinions), distinguishing different kinds of medicines, instruments and results use, medical requirements, damages and informed consents. Analysis is done valuing the current legal framework in this question and the court application of law given some different sentences as examples.

Resumen

La medicina se transforma constantemente a nivel científico y técnico, lo cual tiene una serie de repercusiones a la hora de abordar la enfermedad, y por tanto, al paciente. De esta relación surge la necesidad del desarrollo de un marco jurídico amplio y que trata de adecuarse a la situación. El presente trabajo aborda, de forma general, principios fundamentales sanitarios en el marco jurídico mediante un análisis de: las reclamaciones judiciales, la legitimización, la prueba, la peritación, las diversas medicinas, la obligación y responsabilidad médica, el daño y el consentimiento informado.

Abstract

Medicine is in a constant scientific and technological transformation, what have a direct effect in the way of treating the illness, and so, in the patient. Because this relation, the necessity of develop a wide legal framework that fits all possible situation is clear. The present work deal, in general terms, with health fundamental principles in the law by analyzing: legal claims, legitimization, medical test, the expert opinions, different medicines, duties and responsibilities, damages and informed consents.

Palabras clave: Prueba; Peritación; Medicina; Obligación; *Lex artis*; Responsabilidad médica; Daño; Consentimiento informado.

Key words: Test; Expert opinion; Medicine; Obligation; *Lex artis*; Medical responsibilities; Damages; Informed consents.

1.-Cuestiones procesales.

a) Orden jurisdiccional competente para conocer de las posibles reclamaciones judiciales.

Conforme al art. 45 de la Ley de Enjuiciamiento Civil 1/2000, de 7 de Enero, corresponde a los Juzgados de Primera Instancia el conocimiento de todos los asuntos civiles que por disposición legal expresa no se hallen atribuidos a otros Tribunales. Lo que puede predicarse de las reclamaciones derivadas de la actuación médica. En esta materia es significativa la distribución competencial entre los órdenes jurisdiccionales civil y contencioso-administrativo cuando se demanda a un médico o personal sanitario que ejerce sus funciones en un Centro Hospitalario Público, no dudando que la competencia la tienen los Juzgados del Orden Contencioso-Administrativo.

La responsabilidad patrimonial de la Administración pública, tanto en sus bienes como en sus personas, puede ser exigida a la Administración al amparo de lo dispuesto en los artículos 139 y siguientes de la Ley de 26 de Noviembre de 1992, reguladora del Régimen Jurídico de las Administraciones Públicas y del Procedimiento Administrativo Común. Dice el artículo citado en su número primero que los particulares tendrán derecho a ser indemnizados, por las Administraciones Públicas correspondientes, de toda lesión que sufran en cualquiera de sus bienes y derechos, salvo en los casos de fuerza mayor, siempre que la lesión sea consecuencia del funcionamiento normal o anormal de los servicios públicos. El artículo 142 establece el procedimiento para exigirle a la Administración la responsabilidad patrimonial, sin perjuicio del procedimiento abreviado que regula el artículo 143, para aquellos casos que resulte inequívoca la relación de causalidad entre el funcionamiento del servicio público y la lesión, así como la valoración del daño y el cálculo de la cuantía de la indemnización. Esta Ley fue modificada por la Ley 4/1999, de 13 de Enero, la que en su disposición adicional duodécima ha establecido que la responsabilidad patrimonial de las Entidades Gestoras y Servicios Comunes de la Seguridad Social, sean estatales o autonómicas, servicios y organismos del Sistema Nacional de Salud y de los Centros Sanitarios concertados con ellas, por los daños y perjuicios causados por o con ocasión de la asistencia sanitaria, y las correspondientes reclamaciones, seguirán la tramitación administrativa prevista en esta Ley,

5

correspondiendo su revisión jurisdiccional al orden contencioso-administrativo en todo caso.

El artículo 9 de la Ley Orgánica del Poder Judicial de 1985, modificado por Ley Orgánica 6/1998, de 13 de Julio, señala que los Juzgados y Tribunales del Orden Contencioso-Administrativo conocerán de las pretensiones que se deduzcan en relación con la actuación de las Administraciones Públicas sujeta al Derecho administrativo, con las disposiciones generales con rango inferior a la ley y con los decretos legislativos en los términos previstos en el artículo 82.6 de la Constitución, de conformidad con lo que establezca la Ley de esa Jurisdicción. También conocerán de los recursos contra la inactividad de la Administración y contra sus actuaciones materiales que constituya vía de hecho. Finalmente, conocerán, asimismo, de las pretensiones que se deduzcan en relación con la responsabilidad patrimonial de las Administraciones Públicas y del personal a su servicio, cualquiera que sea la naturaleza de la actividad o el tipo de relación de que se derive. Si a la producción del daño hubieren concurrido sujetos privados, el demandante deducirá también frente a ellos su pretensión ante este orden jurisdiccional.

A ello habrá que añadir el artículo 2 e) de la Ley 29/1998, de 13 de Julio, reguladora de la Jurisdicción Contencioso-Administrativa, cuando indica que el orden jurisdiccional contencioso-administrativo conocerá de las cuestiones que se susciten con la responsabilidad patrimonial de las Administraciones Públicas, cualquiera que sea la naturaleza de la actividad o el tipo de relación de que derive, no pudiendo ser demandadas aquéllas por este motivo ante los órdenes jurisdiccionales civil o social. Ello en relación con el artículo 1, al señalar en su número 2 que se entenderá por Administraciones públicas la Administración General del Estado, las Administraciones de las Comunidades Autónomas y las Entidades que integran la Administración local. Para finalizar esta exposición decir que la disposición final tercera de la Ley señala que entrará en vigor a los cinco meses de su publicación en el Boletín Oficial del Estado, lo que fue efectivo en 14 de Diciembre de 1998, por lo que todos los procesos planteados con posterioridad a esta fecha deben serlo ante la jurisdicción contencioso-administrativa.

- **¿Es preceptivo remitir siempre al orden penal toda actuación sanitaria de la que se derive un daño?**

No, aunque es una práctica habitual la utilización de la vía penal. Entre los principios informadores del Derecho penal se encuentra el de "intervención mínima", que restringe su aplicación a aquellas conductas no reguladas o sancionas en otras ramas del Derecho.

La ley penal solamente actúa para sancionar aquellos hechos criminales tipificados como delitos (o faltas) y que merecen una especial repulsa social, por lesionar gravemente los valores fundamentales de la vida comunitaria, imponiendo una pena al delincuente.

Recordar que el derecho a la presunción de inocencia consagrado en el artículo 24.2 CE, tiene rango de fundamental y ampara a toda persona acusada de un delito, siendo a su vez un derecho de naturaleza reaccional que desplaza la carga de la prueba de la pretensión penal a las acusaciones, sin que pueda exigirse a las defensas una prueba de los hechos negativos. De ahí, que corresponda a la acusación probar la culpabilidad del imputado, sin que sea exigible a éste demostrar su inocencia.

b) Legitimación activa y pasiva.

-Legitimación procesal: Se trata de una conexión o vínculo entre un sujeto con capacidad jurídica procesal y el objeto de un concreto proceso (la pretensión).

-La legitimación activa es la aptitud para ser demandante en un determinado proceso.

-La legitimación pasiva es la capacidad para ser demandado en un determinado proceso.

Habitualmente, en el proceso social, suelen ser legitimados activos los trabajadores y beneficiarios de la Seguridad Social, y legitimados pasivos los empresarios y las entidades gestoras de la Seguridad Social.

Es fácil confundir la legitimación como requisito procesal con la consideración de si el demandante o el demandado tienen "la razón" en el fondo del asunto al plantear la pretensión o en la resistencia. De manera que para evaluar si existe legitimación como un presupuesto procesal no es necesario pronunciarse sobre el "fondo del asunto", sino más bien analizar la coherencia interna de la pretensión: si se considerara que son ciertos los hechos y las calificaciones jurídicas expresados en la demanda, ¿sería el demandante la persona indicada para actuar?, ¿sería el demandado la persona a la que hay que dirigirse?

c) Problemas probatorios.

* **Valoración de la prueba.**

La Ley de Enjuiciamiento Civil de 2000 preceptúa en el artículo 217 que corresponde al actor la carga de probar la certeza de los hechos de los que ordinariamente se desprenda, según las normas jurídicas a ellos aplicables, el efecto jurídico correspondiente a las pretensiones de la demanda; y al demandado, la carga de probar los hechos que, conforme a las normas que les sean aplicables, impidan, extingan o enerven la eficacia jurídica de los hechos alegados por el demandante.

En cuanto a la determinación de la carga probatoria que corresponde al acreedor en sede de responsabilidad contractual varía si nos encontramos ante un incumplimiento defectuoso o ante un total incumplimiento:

-En el primer caso, si la obligación asumida es de resultado, el acreedor solamente debe probar que éste no se ha conseguido, esto es, su no adecuación al programa pactado; si la obligación es de medios, no solamente habrá de probar esa falta de resultado, sino que el deudor no empleó la diligencia debida.

-En el segundo de los casos, cuando estamos ante un incumplimiento total, basta al acreedor probar que no se ha cumplido, y al deudor demandado que ese incumplimiento se debe a causa que no le es imputable (artículo 1106 del Código Civil).

En el campo de la responsabilidad médica y por referirse su actividad a una obligación de medios, constituye principio general que la carga de la prueba de la culpa del profesional corresponde al demandante o acreedor.

La sentencia de la Sección Sexta de la Audiencia Provincial de Alicante de 22 de Julio de 2002 dice:

Si bien la doctrina jurisprudencial ha evolucionado,...no ha prescindido en ningún caso de exigir, como presupuesto ineludible para que puedan operar las previsiones contenidas en el artículo 1902 del Código Civil, de la necesidad de que se pueda hacer un reproche de culpabilidad al demandado o demandados como presuntos responsables del resultado dañoso indemnizable por no haber actuado con toda la diligencia exigible o no haber evitado, pudiendo hacerlo, la causación de tal resultado.

Tampoco puede olvidarse como indica la sentencia del Tribunal Supremo de 3 de Mayo de 1995, con cita de la de 9 de Julio de 1994, que por mucho que resulte atenuada en función de la peligrosidad de numerosas actividades empresariales o profesionales, la exigencia de tal elemento culpabilístico, siempre será requisito indispensable la exigencia de una relación de causalidad entre la conducta activa o pasiva, de acción o de pura omisión imputada al demandado o demandados y el resultado dañoso producido.

Jurisprudencialmente se ha ido flexibilizando el rigor probatorio para hacer recaer las consecuencias de la falta de la prueba sobre la parte que tenía más facilidad o se hallaba en una posición prevalente o más favorable por la disponibilidad o proximidad a la fuente de la prueba. Esta doctrina, asumida por el apartado 6 del artículo 217 de la Ley de Enjuiciamiento Civil en cuanto señala que el Tribunal deberá tener presente la disponibilidad y facilidad probatoria que corresponde a cada una de las partes en el litigio, ha sido recogida por la sentencia del Tribunal Supremo de 23 de Diciembre de 2002.

De esta forma, aún cuando corresponda al actor la prueba de los hechos constitutivos de su acción, si para ello aquella prueba se encuentra a disposición o con mayor facilidad al alcance del demandado, el Juez, en caso de no acreditarse el hecho por la ausencia de dicha prueba, tendrá en cuenta que aquella era más fácil aportarla al proceso para el demandado que para el actor y en ello puede residir el fallo de la sentencia que se dicte.

- **Supuestos de inversión de la carga de la prueba en la responsabilidad sanitaria.**

Son casos de responsabilidad objetiva, y entre ellos cuando la práctica médica se desarrolla en un establecimiento dependiente de una Institución Pública. Cuando un ciudadano entra en relación con la Administración, con los servicios de ella

8

dependientes, con los bienes de su propiedad, con los lugares y dependencias cuya tutela y conservación le corresponda, y sufre cualquier lesión, tiene el derecho a que le sea reparada con una indemnización equivalente a la cuantía del daño. Basta con que se den esas circunstancias y no existe un deber jurídico de soportar la lesión.

En la Ley 26/1984, de 19 de Julio, General para la Defensa de los Consumidores y Usuarios, por cuanto el paciente o enfermo debe ser considerado consumidor y usuario y tiene derecho a ser indemnizado por los daños y perjuicios demostrados que la utilización del servicio le irrogue, salvo que estén causados por su culpa exclusiva o por la de las personas de las que deba responder civilmente. La responsabilidad es solidaria si concurren a la producción del daño varias personas. Al usuario le basta probar el daño para trasladar al Servicio médico la prueba de que en su actuación no existió culpa o negligencia, o que ésta proviene exclusivamente del propio usuario.

El criterio del Tribunal Supremo en aquellos supuestos en que el establecimiento del daño viene presidido por una descoordinación entre distintos especialistas de una misma entidad hospitalaria o de una misma administración o bien como consecuencia de una infección adquirida en el establecimiento sanitario, se concita en los criterios determinantes del establecimiento de la responsabilidad objetiva sancionado en la Ley General para la defensa de los Consumidores y Usuarios, donde únicamente es preciso demostrar la relación de causalidad entre el acto sanitario y el resultado dañoso.

En tal sentido se pronuncia la sentencia de 1 de Julio de 1.997, cuando en el Cuarto de sus Fundamentos de Derecho, establece:

Ninguna duda cabe, a la luz de la dicción literal del artículo 1º de la expresada ley, que el recurrente en cuanto {persona física} que utiliza unos "servicios", reúne la condición de "usuario" "cualquiera que sea la naturaleza pública o privada, individual o colectiva de quienes los producen, facilitan, suministran o expiden". Conforme al sistema de "garantías y responsabilidad" que establece el capítulo VIII de tal cuerpo normativo el usuario tiene derecho a ser indemnizado de los daños y perjuicios demostrados que la utilización de los servicios les irroguen salvo que aquellos daños y perjuicios estén causados por su culpa exclusiva". Expresamente el apartado 2 del artículo 28 que particulariza, con acentuado rigor, la responsabilidad civil incluye entre los "sometidos su régimen" los "servicios sanitarios", conceptos que a no dudar comprenden los prestados en el Insalud. Esta responsabilidad de carácter objetivo cubre los daños originados en el correcto uso de los servicios, cuando "por su propia naturaleza, o estar así reglamentariamente establecido, incluyen necesariamente la garantía de niveles determinados de pureza, eficacia o seguridad, en condiciones objetivas de determinación y supongan controles técnicos, profesionales o sistemáticos de calidad, "hasta llegar en debidas condiciones al usuario. Estos niveles se presuponen para el "servicio sanitario", entre otros. Producido y constatado el daño que consistió en la amputación de la pierna, resultado no querido ni buscado, como consecuencia directa de la intervención, sino ocurrido en contra de lo inicialmente previsto, que era la mejoría en las funciones de la articulación, por la concurrencia, al menos, de un factor exógeno, como fue la infección por *pseudomonas aeruginosa*, que degeneró el proceso curativo, se dan las circunstancias que determinan aquella responsabilidad del centro hospitalario. En efecto, los niveles presumidos por ley

9

de pureza, eficacia o seguridad que suponen, además, posibilidades de controles técnicos de calidad, impiden, de suyo, (o deben impedir) por regla general las infecciones subsiguientes a una intervención quirúrgica adquirida, en el medio hospitalario o su reactivación en el referido medio. Cuando estos controles de manera no precisada fallan; o bien, por razones atípicas dejan de funcionar, en relación con determinados sujetos, el legislador impone que los riesgos sean asumidos por el propio servicio sanitario en forma externa de responsabilidad objetiva, cara al usuario, que por ser responsabilidad objetiva aparece limitada en su cuantía máxima, a diferencia de la responsabilidad por culpa, que sólo viene limitada en su cuantía económica por criterios de proporcionalidad y prudencia en relación con el alcance y circunstancias de los daños sufridos. La culpa exclusiva del paciente -que en el caso no concurre- excluiría la responsabilidad objetiva al interferir en ese conjunto de riesgos asumidos por imperio legal otros elementos adicionales de riesgo que, en sus consecuencias, económicas, no son aceptables, y en sus consecuencias ético jurídicas son rechazables. También, en un perfil acabado de la responsabilidad objetiva, (no obstante, que esta excepción carezca de respaldo legal expreso), el caso fortuito o la fuerza mayor entendidos como sucesos imprevisibles e inevitables fuera del control de aquellos niveles de exigencias que la determinan, servirán, en principio, para excluir la responsabilidad objetiva al faltar los presupuestos que la justifican. Pero estas excepciones deben oponerse y probarse por los perjudicados.

Como se aprecia, sólo la culpa exclusiva de la víctima y el caso fortuito o fuerza mayor, servirán para exonerar dicha responsabilidad, doctrina que, si reflexionamos, encontramos elevada a rango normativo en el artículo 1º de la Ley sobre Responsabilidad Civil y Seguro en la Circulación de vehículos de motor y que, entonces, se aproxima notoriamente, cuando no coincide, con la venida en llamar responsabilidad por riesgo.

- **Condiciones preexistentes y problemas de prueba en la responsabilidad civil médico-sanitaria.**

La dificultad de la prueba del nexo causal en los procesos de responsabilidad civil médico-sanitaria, motivada por la multiplicidad de causas y causantes a que puede obedecer el daño sufrido por el paciente, se acrecienta cuando nos hallamos ante lo que podemos denominar daños pasivos, esto es, aquellos daños que suceden no por la acción directa del facultativo sino debido a errores de diagnóstico o a omisiones en el tratamiento que privan al paciente de los cuidados médicos adecuados.

En estos casos la prueba directa de la relación de causalidad, con frecuencia, no es posible, dado que la probabilidad de que el daño obedezca a las condiciones preexistentes del paciente impide alcanzar el umbral de convicción establecido por los diferentes ordenamientos jurídicos y que oscila.

Frente al problema de la incerteza causal, los Tribunales han seguido tres aproximaciones diferentes:

1. Tradicionalmente han adoptado un criterio de todo o nada conforme al cual, o bien no existe relación de causalidad y, por tanto, no cabe imponer responsabilidad o, si concurre, la responsabilidad iguala los totales perjuicios sufridos por la víctima. 2. En ocasiones facilitan la carga de la prueba reteniendo, mayormente, las características de una aproximación de todo o nada. El Tribunal Supremo recurre a una suerte de presunción judicial y afirma, en ocasiones, que «no es necesario que el nexo causal concurra con matemática exactitud» [STS, 1ª, 27.5.2003 (A. 3929)].

3. Recientemente, algunos Tribunales acuden a la doctrina de la pérdida de oportunidad: Se entiende como una teoría de causalidad probabilística conforme a la cual, en los casos de incerteza causal (causalidad en conexión con el proceso de identificación y determinación del valor del interés destruido), es posible afirmar que la actuación médica privó al paciente de determinadas expectativas de curación o de supervivencia, consideradas a la luz de la ciencia médica, que deben ser indemnizadas. En tal caso, es posible condenar al facultativo por el daño sufrido por el paciente pero se reduce el montante de la indemnización en razón de la probabilidad de que el daño se hubiera producido igualmente de haber actuado aquél diligentemente.

- **Acumulación de acciones derivadas de la culpa contractual o extracontractual.**

El artículo 399 de la Ley de Enjuiciamiento Civil de 2000 dice que en la demanda se expondrán numerados y separados los hechos y los fundamentos de Derecho y se fijará con claridad y precisión lo que se pida. Y es lo que se pide con la demanda lo que encierra en sí el significado de la llamada *causa petendi*, la razón de pedir, o de acudir al auxilio judicial para impetrar tutela judicial. Esa *causa petendi* está formada por dos elementos: el fáctico y el jurídico.

El primero vincula al juez en todo caso. Pero con relación al elemento jurídico, aún lo podemos desdoblar en dos, el punto de vista jurídico o calificación jurídica, como el conjunto de consecuencias jurídicas que la ley anuda a un determinado supuesto fáctico y que hace que la tutela específica que solicita la parte sea ésa concreta y no otra distinta; y el elemento normativo de ese punto de vista jurídico, es decir, las concretas normas aplicables a ese objeto procesal delimitado por las partes y sometido a la consideración del juez, y solamente en este segundo elemento es donde tiene encaje la máxima *iura novit curia*, o el principio *da mihi factum, dabo tibi ius*.

Todo lo anterior nos lleva al campo del ejercicio ante los Tribunales de acciones de responsabilidad contractual y de responsabilidad extracontractual con el problema que procesalmente puede darse en la acumulación de acciones. La doctrina científica es unánime en afirmar que la relación fáctica amparada en el vínculo contractual debe estar argumentada jurídicamente en la normativa de la culpa civil contractual, mientras que la basada en el deber general de no dañar se argumentará jurídicamente en la normativa de la culpa civil extracontractual, lo que conlleva que se ejercite una u otra de las acciones de esa naturaleza.

Por otro lado, la culpa originadora de una y otra responsabilidad obedece a un mismo principio común de Derecho, el no causar daño, y a la vez a la misma finalidad reparadora, encontrándonos con lo que se denomina «unidad de la culpa civil», y dándose entonces el supuesto de la concurrencia o coexistencia de ambas responsabilidades.

El Tribunal Supremo dice en la sentencia de 8 de Julio de 1996:

Doctrinalmente aparecen en nuestro Derecho perfectamente diferenciados los regímenes de las responsabilidades contractual y extracontractual, pero esa diferencia no impide que existan puntos coincidentes basados en el principio general de que quien causa un daño lo debe indemnizar, lo mismo si se produce por incumplimiento de una obligación preestablecida, que cuando proviene de una culpa no referida a un vínculo antecedente. De este fundamental punto de coincidencia se sigue que la tajante reparación originaria se atenúe, aproximándose la común finalidad reparadora, mediante la aplicación indistinta de preceptos que puedan considerarse como comunes, no siendo suficiente que exista un contrato entre las partes, para que la responsabilidad contractual opere en función excluyente de la aquiliana, necesitándose para que exista esa exclusión que la realización del hecho dañoso se produzca dentro de la rigurosa órbita de lo pactado, pues si se trata de una negligencia extraña a lo que constituye propiamente la materia del contrato, esta negligencia desplegará sus efectos propios independientemente; es decir, que puede darse la concurrencia de ambas clases de responsabilidades, en una yuxtaposición que solamente desaparece cuando se dan puramente los requisitos definidores de una o de otra responsabilidad; pudiendo incluso afirmarse que, en cualquier caso y como fondo, subsiste la culpa extracontractual completando a la contractual, en cuanto integra todos los elementos conducentes al pleno resarcimiento, sin otros límites que dejar indemne el patrimonio perjudicado.

En la sentencia de 26 de Diciembre de 1997 el Alto Tribunal declara:

La doctrina de la yuxtaposición carece de aplicación al supuesto en el que la propia parte, de manera expresa y categórica, opta por ejercitar una de esas dos clases de responsabilidades, pues en ese caso el juzgador solamente puede resolver la acción ejercitada conforme a las normas propias de la clase de responsabilidad invocada, sin que le sea posible aplicar las específicas y privativas normas de la otra clase de responsabilidad, ya que, si así lo hiciera, cambiando la única y exclusiva acción ejercitada, vendría a alterar, sustancialmente, la causa *petendi* de la demanda y a dejar a la otra parte en una situación de evidente y totalmente recusable indefensión.

Sin embargo, por otro lado, se pueden citar un grupo de sentencias del mismo Tribunal que declaran que no se dará el vicio de incongruencia de la sentencia cuando el juzgador resuelve por un tipo de culpa no alegada, pero siempre que se mantengan incólumes los hechos, puesto que no se puede hablar de cambio de acción cuando se varía simplemente el derecho material aplicable. Ello es de ver en las sentencias de 13 de Octubre de 1986 y 6 de Mayo de 1998.

12

- **La historia clínica.**

Como historia clínica se entiende la documentación de la evolución clínica del paciente o enfermo, y que si en los centros hospitalarios se han ido elaborando en atención a formularios estandarizados, no ocurre lo mismo en cuanto a la atención personalizada de los médicos privados.

Es un derecho fundamental del enfermo que está fundamentado en aspectos morales como es el respeto a la confidencialidad y la buena fe en la ejecución de la relación contractual entre médico y enfermo, el respeto a la personalidad y a la libre autodeterminación de los pacientes, o el derecho a la información. Viene regulada con todo detalle en la Ley Estatal 41/2002, de 14 de Noviembre; así como la Ley 1/2003, de 28 de Enero, de derechos e información al paciente de la Comunidad Autónoma Valenciana y además la Ley 3/2003, de 6 de Febrero, de Ordenación Sanitaria.

Desde el punto de vista jurídico interesa la documentación clínica por constituir el elemento probatorio más importante de la actuación de los profesionales sanitarios en un determinado proceso. Dado el detalle y exactitud con que se elaboran las historias clínicas, tanto respecto a las actividades realizadas, las medidas adoptadas y los momentos de su ejecución, es por lo que en la mayoría de las acciones este soporte documental constituye el único elemento disponible para la reconstrucción de los hechos acaecidos.

d) La prueba pericial.

Uno de los modos más usuales para llegar a la acreditación de la responsabilidad médica, es decir, para determinar el cuidado debido en una concreta situación y la *lex artis* aplicable a la misma, va a ser la prueba pericial. Pero el dictamen pericial puede enfocarse tanto desde el punto de vista de la responsabilidad como del de la valoración del daño.

En el primero de los casos habrá de facilitarse al perito toda la información sobre el caso que pudiera poseer el interesado y haber obtenido del médico normalmente, por descontado que jugará un papel importante la historia clínica, así como los medios asociados por la ciencia en el momento del supuesto, con clara referencia a los protocolos médicos, y sobre toda esa base el perito habrá de determinar si el autor del daño actuó correcta o incorrectamente.

Es importante recordar cómo en ocasiones el informe pericial consiste en un auténtico tratado de patología médico quirúrgica, en el que el perito, haciendo buena la máxima de que el que más sabe sobre un tema es el último que lo estudia, suministra unas pautas de conducta profesional y una obligación de medios que nada tienen que ver con lo que él mismo hubiera hecho si se hubiera encontrado realmente en idéntica situación que el compañero informado.

También es importante desde el punto de vista de la valoración del daño, así en cuanto al alcance de la lesión, sus secuelas, el análisis de las consecuencias presentes y futuras, patrimoniales como extrapatrimoniales, de aquellas lesiones y secuelas, etc. El dictamen pericial debe girar lógicamente sobre la relación o nexo de causalidad entre el

13

acto o hecho provocador y el resultado lesivo, pero también sobre las lesiones y sus secuelas, e incluso sobre el fallecimiento sobrevenido. El pronóstico de manifestaciones patológicas va ínsito en ello. La evaluación de todos los daños sobrevenidos constituye el cierre del informe del experto.

- **El método médico-legal para la peritación.**

Una de las transformaciones que ha experimentado la Medicina Legal y Forense en las últimas décadas, y sin duda la de mayor significación práctica, es la nueva dirección impresa al método médico-forense para alcanzar la verdad en su misión pericial.

Según los moldes más clásicos, la peritación se reducía a una simple cuestión técnica que la autoridad judicial proponía al perito, limitándose la tarea de este a realizar una serie de investigaciones objetivas, de contenido exclusivamente médico, el resultado de las cuales era expuesto en el correspondiente informe y, tras valoración de los datos obtenidos, era concretado el juicio pericial en determinadas conclusiones, a menudo de carácter dubitativo.

Es fácil concebir que ante la escasez de elementos de juicio que se proporcionaba al perito, lo cual derivaba en gran parte de la propia insuficiencia normativa de su método de trabajo, los resultados no habrían de ser todo lo satisfactorios que la recta administración de Justicia requería. Sin embargo la Medicina Legal y Forense ha evolucionado ampliamente a este respecto: ha conseguido una mayor estimación y dignidad clínica, al par que la peritación ha ganado en seguridad y precisión.

Estos nuevos rumbos han dado lugar también a una más estrecha colaboración entre jueces y peritos, beneficiándose grandemente con ello la labor pericial y la Justicia, en tanto que proporcionan una amplia y sólida base científica a los informes periciales. El aspecto más destacado de esta orientación metodológica es, sin lugar a dudas, la valoración por el juicio pericial de las circunstancias extrínsecas de los hechos, como complemento e integración de los datos objetivos.

Estudiando el caso judicial con arreglo a la metódica pluridimensional de nueva orientación, las conclusiones del perito médico se fundarán, además de sobre datos de personal elaboración, sobre el conjunto de la resultante procesal, dejando de ser un juicio exclusivamente técnico y parcial, para convertirse en la amplia síntesis de un conjunto de elementos de juicio.

En nuestro país, la primera y más firme representación de aquella metódica corresponde al Profesor Guija Morales, al haber establecido la por él denominada metódica funcional de la peritación, por considerar, con muy acertado criterio, que el rendimiento de la capacidad pericial y su aprovechamiento por la Justicia dependen en última instancia del nivel que alcance la "comprensión funcional del suceso", previa vitalización de sus partes y unidad conjunta.

En el momento presente y desde hace años, la peritación médica ha adquirido una diversificación especializada o la creación de verdaderas subespecialidades, que superan netamente las posibilidades del médico perito, contemplado aisladamente. De forma que un médico perito capaz y perfectamente preparado, con los medios precisos y dedicado plena y exclusivamente a la Medicina Legal y Forense, muy difícilmente podría abarcar todas aquellas subespecialidades con la efectividad deseable y exigible. Y ello, por razones obvias de tiempo e incluso de extensión de las distintas áreas integradas en la Medicina Legal actual.

Deberá tenerse presente que esta metodología médico-legal difiere esencialmente de la que de ordinario se sigue en la práctica clínica, condicionado por múltiples y complejos factores, como los siguientes:

-La buena disposición, la colaboración sin ánimo de engaño que se observa en el ejercicio de la Medicina Clínica, difícilmente la encontraremos en la práctica pericial. En esta, por el contrario, tal como nos viene demostrando la práctica reiteradamente, observaremos con gran frecuencia la simulación de síntomas, síntomas mentidos o alegados, imitados e incluso provocados, los cuales obedecen a intereses no legítimos, dificultando notablemente la actuación pericial.

-Contrariamente a lo que ocurre en la práctica clínica, en la que se realiza una investigación directa sobre ciertos síntomas y signos presentes en el organismo enfermo, en materia pericial, cuando el perito médico interviene, ordinariamente el factor causal ha desaparecido, siendo su misión reconstruir el pasado a partir de ciertos hallazgos que fueron producidos por la causa provocadora, estableciendo después la obligada relación de causalidad. Se trata, en síntesis, de una investigación a posteriori, lo que conlleva una buena dosis de dificultad añadida.

-Si bien el algunos casos el factor tiempo juega a favor del médico clínico, habida cuenta de que la evolución de los fenómenos mórbidos pueden ayudarle a precisar el diagnóstico, el médico perito, en muchas ocasiones, tiene en contra aquel factor. Si se trata de un cadáver, porque habrá de evitarse la aparición de los fenómenos destructivos del mismo, que modificarían notablemente el cuadro necrópsico. Si la peritación recayese sobre un sujeto vivo, porque el tiempo haría variar el cuadro inicial, entorpeciendo grandemente la reconstrucción de las condiciones originales.

-En el acto médico basta con suministrar una mera opinión, impresión u orientación clínico-diagnóstica, en tanto que el perito deberá justificar siempre el juicio que emite, apoyándolo en consideraciones científicas y en argumentaciones sólidas y racionalmente deducidas.

-El médico perito terminará su actuación, no con el reconocimiento o examen del sujeto, sino que, por el contrario, aquella quedará plasmada o materializada en uno de los documentos médico-legales, para que así surta efectos ante los Tribunales de Justicia, ante quienes defenderá públicamente las conclusiones que haya elaborado.

- **El perito médico.**

El buen perito, según Gisbert Calabuig (Gisbert Calabuig JA: Medicina Legal y Toxicología. 5ª edición. Masson. Barcelona, 1998) resulta de la concurrencia de un conjunto de cualidades:

15

1. Formación básica médica, teórica y práctica, así como de las demás ciencias biológicas, cuyo conjunto constituye el vasto dominio de la Medicina Legal.

2. Conocimientos jurídicos, que le permitan captar exactamente el sentido de las misiones que le sean encomendadas y el alcance de las conclusiones que aporte en sus informes. Es necesario, adquirir una sólida mentalidad jurídica y acertar a repensar jurídicamente los hechos biológicos que han sido adquiridos con la investigación clínica.

3. Posesión de unas condiciones naturales:
-"Objetividad" para la interpretación de las pruebas materiales.
-"Reflexión y sentido común" para reducir cualquier problema, aún el más complicado, a sus términos más simples.
-"Juicio" para jerarquizar los hechos, subordinar lo secundario a lo principal y correlacionarlos entre sí.
-"Prudencia" en la elaboración de los dictámenes y, sobre todo, en la formulación de las conclusiones. Como aconsejaban los antiguos tratadistas, el perito debe saber dudar; desconfiar de los signos patognomónicos, pues tanto valor tienen en Medicina Legal la excepción como la regla; defenderse de todo dogmatismo; no aceptar como verdad más que aquello que es admitido y aprobado por todos los magisterios; no creer en la infalibilidad de la técnica y poseer una dosis moderada de escepticismo que, siendo compatible con la eficacia en la labor, permita un sentido crítico de la misión.
-"Imparcialidad" derivada de su formación científica que debe traslucirse en el contenido de sus informes. El médico perito no es en ningún caso perito de las partes, sino de la verdad. Expresará su opinión con tacto, prescindiendo de los epítetos y de los adverbios inadecuados.
-"Veracidad" que deberá prevalecer siempre, cualquiera que sean las consecuencias jurídicas y sociales que se deriven de ella.

- **Marco normativo de la peritación médica.**

En el ámbito penal, la peritación médica viene regulada en los artículos 456 al 485 de la Ley de Enjuiciamiento Criminal, los cuales, entre otros aspectos, contemplan la existencia de peritos titulares o no titulares, el procedimiento en el nombramiento de los peritos, las incompatibilidades para el desempeño del cargo, las causas de recusación, los honorarios a percibir por los peritos y el contenido o estructura del informe pericial.

En el ámbito civil, el dictamen de los peritos y su regulación, vienen recogidos en los artículos 335 al 352 de la nueva Ley de Enjuiciamiento Civil (*Tabla 1: Ley de enjuiciamiento civil; del dictamen de peritos*). Dicho articulado, recoge de forma pormenorizada diferentes aspectos de la prueba pericial.

LEY DE ENJUICIAMIENTO CIVIL (Tabla 1)	
DEL DICTAMEN DE PERITOS	
Art. 335	Objeto y finalidad del dictamen de peritos. Juramento o promesa de actuar con objetividad.
Art. 336	Aportación con la demanda y la contestación de dictámenes elaborados por peritos designados por las partes.

Art. 337	Anuncio de dictámenes cuando no se puedan aportar con la demanda o con la contestación. Aportación posterior.
Art. 338	Aportación de dictámenes en función de actuaciones procesales posteriores a la demanda. Solicitud de intervención de los peritos en el juicio o vista.
Art. 339	Solicitud de designación de peritos por el tribunal y resolución judicial sobre dicha solicitud. Designación de peritos por el tribunal, sin instancia de parte.
Art. 340	Condiciones de los peritos.
Art. 341	Procedimiento para la designación judicial de perito.
Art. 342	Llamamiento al perito designado, aceptación y nombramiento. Provisión de fondos.
Art. 343	Tachas de los peritos. Tiempo y forma de las tachas.
Art. 344	Contradicción y valoración de la tacha. Sanción en caso de tacha temeraria o desleal.
Art. 345	Operaciones periciales y posible intervención de las partes en ellas.
Art. 346	Emisión y ratificación del dictamen por el perito que el tribunal designe.
Art. 347	Posible actuación de los peritos en el juicio o en la vista.
Art. 348	Valoración del dictamen pericial.
Art. 349	Cotejo de letras.
Art. 350	Documentos indubitados o cuerpo de escritura para el cotejo.
Art. 351	Producción y valoración del dictamen sobre el cotejo de letras.
Art. 352	Otros dictámenes periciales instrumentales de pruebas distintas.

La nueva Ley de Enjuiciamiento Civil (*Tabla 2: Ley de enjuiciamiento civil; de la recusación de los peritos*) se ocupa de la recusación de los peritos en los artículos 124 al 128.

LEY DE ENJUICIAMIENTO CIVIL (Tabla 2)	
DE LA RECUSACIÓN DE LOS PERITOS	
Art. 124	Ámbito de la recusación de los peritos.
Art. 125	Forma de proponer la recusación de los peritos.
Art. 126	Admisión del escrito de recusación.
Art. 127	Sustanciación y decisión del incidente de recusación.
Art. 128	Costas.

Probablemente sea el dictamen de peritos el medio de prueba cuya fisonomía más ha cambiado con la Ley de Enjuiciamiento Civil, cuyas principales novedades afectan, de una parte, al procedimiento y, de otra, a la consideración del dictamen elaborado por peritos designados por las partes, como prueba a todos los efectos. El perito o experto, es una persona en la que necesariamente deben concurrir las siguientes tres circunstancias:

1. Ser un tercero procesal, es decir, una persona ajena al proceso concreto en el que intervendrá.
2. Ser una persona que posea, por formación reglada o fruto de la experiencia, conocimientos especializados, científicos, artísticos, técnicos o prácticos.
3. Ser una persona que voluntariamente acepte incorporar dichos conocimientos al proceso, aplicándolos al objeto de la prueba.

Señala el artículo 340.1 de la Ley de Enjuiciamiento Civil que "los peritos deberán poseer el título oficial que corresponda a la materia objeto del dictamen y a la naturaleza de este". De aquí no se desprende que el perito médico deba tener la misma especialidad que el profesional que hubiere sufrido una demanda por supuesta mala praxis profesional, y ha de reconocerse que, en algunos casos, sería necesario y hasta indispensable contar con la opinión de un médico especialista en la misma materia clínica para poder dilucidar tal o cual cuestión, eminentemente las de carácter técnico.

Por lo que se refiere al artículo 340.2, se reconoce la posibilidad de solicitar dictamen pericial a personas jurídicas legalmente habilitadas para ello, como pudieran serlo, las Academias de Medicina, los Colegios Oficiales de Médicos, las Sociedades Científicas, etc. Resulta totalmente esclarecedor el contenido del artículo 340.3, ya que la institución a la que se encargue el dictamen, expresará a la mayor brevedad qué persona o personas se encargará directamente de prepararlo. Se rompe así la interpretación que de antiguo se venía haciendo respecto de los dictámenes elaborados por algunas de aquellas instituciones, en el sentido de que se trataba de un dictamen o informe de carácter corporativo. Si bien es cierto que la solicitud del dictamen se puede realizar a una persona jurídica (Colegios Oficiales, Academias,..), la ejecución material del mismo corresponderá siempre a una persona física.

Dado que en la vigente Ley de Enjuiciamiento Criminal no existe norma alguna acerca del procedimiento para la designación judicial de perito, el artículo 341 de la Ley de Enjuiciamiento Civil, que se ocupa de tal cuestión, resultará de aplicación también en el orden procesal penal. El citado artículo dispone lo siguiente:

Art. 341.1. En el mes de Enero de cada año se interesará de los distintos Colegios Profesionales o, en su defecto, de entidades análogas, así como de las Academias e instituciones culturales y científicas a que se refiere el apartado segundo del artículo anterior el envío de una lista de colegiados o asociados dispuestos a actuar como peritos. La primera designación de cada lista se efectuará por sorteo realizado en presencia del Secretario Judicial, y a partir de ella se efectuarán las siguientes designaciones por orden correlativo.

- **Regulación del informe pericial.**

El artículo 478 de la Ley de Enjuiciamiento Criminal, al referirse al informe pericial, señala que este comprenderá, si fuere posible:

1. Descripción de la persona o cosa que sea objeto del mismo, en el estado o modo en que se halle. El Secretario extenderá esta descripción, dictándola los peritos y suscribiéndola todos los concurrentes.
2. Relación detallada de todas las operaciones practicadas por los peritos y de su resultado, extendida y autorizada en la misma forma que la anterior.
3. Las conclusiones que en vista de tales datos formulen los peritos, conforme a los principios y reglas de su ciencia o arte.

Por otro lado, el artículo 485 de la misma Ley señala que "el Juez facilitará a los peritos los medios materiales necesarios para practicar la diligencia que les encomiende, reclamándolos de la Administración pública, o dirigiendo a la Autoridad correspondiente un aviso previo si existieren preparados para tal objeto, salvo lo dispuesto especialmente en el artículo 362".

La nueva Ley de Enjuiciamiento Civil contempla en su artículo 345, la posibilidad de practicar operaciones periciales que requieran el reconocimiento de lugares, objetos o personas, en cuyo caso las partes y sus defensores podrán, únicamente, estar presentes, "si con ello no se impide o estorba la labor del perito y se puede garantizar el acierto e imparcialidad del dictamen", correspondiendo al tribunal decidir lo que proceda en cada caso.

El artículo 346, que se ocupa de la emisión y ratificación del dictamen, refiere que: "el perito que el tribunal designe emitirá por escrito su dictamen, que hará llegar al tribunal en el plazo que se le haya señalado. De dicho dictamen se dará traslado a las partes por si consideran necesario que el perito concurra al juicio o a la vista a los efectos de que aporte las aclaraciones o explicaciones que sean oportunas. El tribunal podrá acordar, en todo caso, mediante providencia, que considera necesaria la presencia del perito en el juicio o la vista para comprender y valorar mejor el dictamen realizado".

No hay que olvidar que, de conformidad con lo previsto en el artículo 347 de la nueva Ley, los peritos tendrán en el juicio o en la vista la intervención solicitada por las partes que el tribunal admita, pudiendo pedir las partes y sus defensores:

1. Exposición completa del dictamen, cuando esa exposición requiera la realización de otras operaciones, complementarias del escrito aportado, mediante el empleo de los documentos, materiales y otros elementos a que se refiere el apartado segundo del artículo 336.
2. Explicación del dictamen o de alguno/os de sus puntos, cuyo significado no se considerase suficientemente expresivo a los efectos de la prueba.
3. Respuestas a preguntas y objeciones sobre método, premisas, conclusiones y otros aspectos del dictamen.
4. Respuestas a solicitudes de ampliación del dictamen a otros puntos conexos, por si pudiera llevarse a cabo en el mismo acto y a efectos, en cualquier caso, de conocer la opinión del perito sobre la posibilidad y utilidad de la ampliación, así como del plazo necesario para llevarla a cabo.
5. Crítica del dictamen de que se trate por el perito de la parte contraria.
6. Formulación de las tachas que pudieren afectar al perito.

El artículo 347 continúa contemplando la posibilidad de que "el tribunal podrá también formular preguntas a los peritos y requerir de ellos explicaciones sobre lo que sea objeto del dictamen aportado, pero sin poder acordar, de oficio, que se amplíe, salvo que se trate de peritos designados de oficio conforme a lo dispuesto en el apartado quinto del artículo 339".

2.-La distinción jurisprudencial entre medicina curativa, necesaria o asistencial y voluntaria o satisfactiva.

La medicina curativa, necesaria o asistencial actúa ante una determinada patología y se califica nítidamente como de arrendamiento de servicios. En la medicina voluntaria o asistencial, el interesado va al médico, no para la curación de una dolencia patológica, puesto que actúa sobre un cuerpo sano, sino para el mejoramiento de su aspecto físico o estético, o lo que es lo mismo para lograr una transformación satisfactoria del propio cuerpo, por lo que la actividad médica se desarrolla en el ámbito de una relación contractual próxima al régimen jurídico del arrendamiento de obra o intermedia entre éste y el arrendamiento de servicios si a la finalidad curativa de la intervención se añade la satisfactiva, con la consecuencia de que la libertad de opinión por parte del cliente es superior a la que tienen los pacientes sometidos a la medicina necesaria o curativa, como precisa la Sentencia de 2 de Julio de 2002, y ello supone entre otras cosas una atenuación de la exigencia del elemento subjetivo de la culpa para proteger de manera más efectiva a la víctima (STS 24 Nov. 2005).

3.- La posible existencia de una obligación de medios y resultados.

a) Análisis de la jurisprudencia del Tribunal Supremo a este respecto.

En general, lo único que se le debe exigir al facultativo es la obligación de medios, es decir, una obligación de actividad, de diligencia, en el sentido de que se obliga, a poner todos los medios de que dispone de acuerdo con los cánones científicos de ese momento y de las circunstancias del lugar y tiempo en que se efectúa ese trabajo, con el fin de intentar lograr un resultado que en este caso es la curación y que en modo alguno puede garantizar.

La relación del médico y su paciente deviene en virtud de un contrato o negocio jurídico entre ambos del que van a nacer derechos y obligaciones recíprocos, y cuyo principal exponente obligacional es el artículo 1091 del Código Civil: las obligaciones que nacen de los contratos tienen fuerza de ley entre las partes contratantes y deben cumplirse conforme a los mismos.

En el mismo Código Civil, el artículo 1544 ofrece un primer paso de la relación en el contrato de arrendamiento de servicios o de obra. En el primero la principal obligación del médico será prestar asistencia al paciente, pero no su curación. El médico se obliga a desplegar con el paciente su eficacia y sus conocimientos en cuanto a la especialidad que desarrolla, así como tiene igualmente el deber en la continuidad del tratamiento indicado y vigilar la posterior evolución del mismo. Ello nos conduce a la problemática de si la obligación del médico es una obligación de medios o de resultados, y se ha de estar de acuerdo en que la prestación de servios de los médicos debe encuadrarse en la obligación de medios. Pero existen una serie de excepciones en las que de la actuación de los médicos se espera un resultado, entroncando entonces con el concepto del arrendamiento de obra, y así:

-En casos de tratamiento dental. Dice la sentencia del Tribunal Supremo de 23 de Junio de 1999 que la obligación del médico es la de obtener un resultado determinado. La relación jurídica deriva del contrato de paciente y médico consistente en un tratamiento dental, intervención quirúrgica con anestesia general y colocación de prótesis, contrato que tiene la naturaleza de arrendamiento de obra en relación con los artículos 1544 y 1583 del Código Civil.

-En supuestos de cirugía estética. Indica la sentencia de la Audiencia Provincial de Asturias de 12 de Noviembre de 1996 que estamos ante un caso de lo que se conoce como medicina satisfactiva en contraposición a la curativa, terapéutica o asistencial, que en sus dos facetas de estética y preventiva, se caracteriza fundamentalmente porque el paciente, o más bien el interesado, ya que no existe propiamente una enfermedad, acude al médico no para la curación de una dolencia patológica, sino para la mejora de su aspecto físico o estético, siendo en estos casos plenamente voluntaria la asistencia sanitaria y absolutamente libre la relación entre el facultativo y quien solicita su intervención, en tanto no resulte impuesta por un deterioro de salud que la convierta en necesaria.

-En los casos llamados *wrongful life* o *wrongful Barth*. Son las hipótesis de nacimientos de hijos con posterioridad a que a alguno de los progenitores se le practique una operación quirúrgica orientada a suprimir su capacidad genésica, cuyos resultados se revelan contrarios a los apetecidos. Cuando se reclama la intervención del médico no para la curación de una dolencia patológica, sino para el mejoramiento de un aspecto físico o estético, o para la transformación de una actividad biológica como es la sexual, en forma tal que le permita practicar al sujeto el acto sin necesidad de acudir a otros medios anticonceptivos, el contrato, sin perder su naturaleza de arrendamiento de servicios, se asemeja ya de forma notoria al arrendamiento de obra, que propicia la exigencia de una mayor garantía en la obtención del resultado que se persigue, ya que, si así no sucediera, es obvio que el interesado no acudiría al facultativo para la obtención de la finalidad buscada.

Por lo tanto, en vasectomía, ligadura de trompas, cirugía estética, traumatología y odontología la obligación es de resultados.

Tras esta discusión diremos que en la responsabilidad médica la idea que se mantiene es que la obligación no es la de obtener un resultado, la salud del enfermo, sino la de prestar el servicio más adecuado en orden a la consecuencia de un resultado. El resultado siempre está presente en la obligación; en la de actividad, ésta es el objeto de la obligación; en la de resultado, su objeto es el resultado mismo. El deudor de obligación de actividad ejecuta la prestación consistente en tal actitud y cumple con su ejecución adecuada y correcta; el deudor de obligación de resultado, ejecuta la prestación bajo su propio riesgo, ya que tan sólo hay cumplimiento si se produce el resultado. A su vez, lo anterior se relaciona con el cumplimiento; en la obligación de actividad, la realización de la conducta diligente basta para que se considere cumplida, aunque no llegue a darse el resultado: lo que determina el cumplimiento no es la existencia del resultado, sino la ejecución adecuada y correcta, es decir, diligente, de la actividad encaminada a aquel resultado. El cumplimiento de la obligación de resultado, por el contrario, requiere la satisfacción del interés del acreedor consistente en la obtención del resultado.

21

La obligación de medios comprende, según la sentencia de 11 de Febrero de 1997, lo siguiente:

-La utilización de cuantos medios conozca la ciencia médica de acuerdo con las circunstancias crónicas y tópicas en relación con el enfermo concreto. La sentencia de 24 de Noviembre de 2005, en un caso en que era posible tanto la intervención neurológica como radiológica, deja a cargo del médico la decisión de poner al alcance del paciente los recursos que le parezcan más eficaces siempre que sean aceptados por la medicina o susceptibles de discusión científica.

-La información en cuanto sea posible, al paciente o, en su caso, familiares del mismo diagnóstico, pronóstico, tratamiento y riesgos, muy especialmente en el supuesto de intervenciones quirúrgicas, en las enfermedades crónicas, con posibles recidivas o degeneraciones o evolutivas, se extiende a los medios que comporta el control de la enfermedad.

-La continuidad del tratamiento hasta el alta y los riesgos de su abandono. Razón por la que la Sentencia de 8 de Febrero de 2006 (hipertensión severa) responsabiliza al médico que no controló la evolución ni los síntomas inequívocos manifestados por el medicamento suministrado a la paciente, conociendo su estado.

b) El derecho a la salud.

La Constitución Española de 1978 establece, en su artículo 43, el derecho a la protección de la salud y a la atención sanitaria de todos los ciudadanos.

Los principios y criterios sustantivos que permiten el ejercicio de este derecho se regulan por la Ley 14/1986, General de Sanidad y se concretan en:

-financiación pública, universalidad y gratuidad de los servicios sanitarios en el momento del uso;
-derechos y deberes definidos para los ciudadanos y para los poderes públicos;
-descentralización política de la sanidad en las Comunidades Autónomas;
-prestación de una atención integral de la salud procurando altos niveles de calidad debidamente evaluados y controlados;
-integración de las diferentes estructuras y servicios públicos al servicio de la salud en el Sistema Nacional de Salud.

El Sistema Nacional de Salud es el conjunto coordinado de los Servicios de Salud de la Administración del Estado y los Servicios de Salud de las Comunidades Autónomas que integra todas las funciones y prestaciones sanitarias que, de acuerdo con la ley, son responsabilidad de los poderes públicos.

c) La lex artis.

La responsabilidad civil médica debe estar fundamentada en la especial profesionalidad del médico que ejerce dicha actividad, al que se le impone una superior diligencia que la que normalmente le es exigible al hombre común, diligencia superior que no están obligados a observar los particulares en la ejecución de sus actos; y la observancia de esa diligencia en el médico está enmarcada en un sentido puramente técnico, ya que su actividad está regulada por las reglas del arte de su profesión, que es lo que se denominada *lex artis*. El médico compromete su responsabilidad si ignora o se aparta de las reglas del arte, ya que promete ejercer su profesión con la pericia que su arte requiere, conforme a la máxima *spondet peritiam artis*, y responde de su ignorancia, pues la impericia se cuenta como culpa *imperitiae culpa al numeratur*.

Para ejercer diligentemente la actividad médica y con arreglo a las leyes del arte es necesario que el facultativo cuente con los conocimientos técnicos correspondientes, obligación que descansa en la naturaleza propia de su profesión y que se recoge en el artículo 29 del Código de Deontología Profesional Médica de 23 de Abril de 1979: "El médico tiene el deber y la responsabilidad de mantener actualizados sus conocimientos científicos y perfeccionar su capacidad profesional". Sin embargo, la *lex artis* siempre ha de estar referida al caso concreto, es lo que se llama *lex artis ad hoc*, por la variedad de situaciones que se pueden presentar en la actuación típica prevista por la ciencia médica. Las exigencias de la *lex artis* siempre son las mismas, pero su contenido es variable, según las diversas circunstancias en que se encuentre el facultativo.

La *lex artis ad hoc* no se trata de los criterios universales de actuación, sino de los particulares, de los que pueden y deben considerarse correctos en una situación concreta. La medicina no se puede ejercer del mismo modo en todas partes, y por tanto los criterios de actuación correcta no son los mismos en un lugar que en otro. Además, debe contarse con la diversidad de los enfermos que obligan al médico a tomar decisiones que a veces van en contra de protocolos y declaraciones universales, siendo ello lo que se denomina «libertad clínica». A la vista de las circunstancias el médico tiene que tomar decisiones que pueden resultar discutibles, pero que deberán ser aceptadas siempre que sean prudentes.

Esto último lo debemos enlazar con el llamado «diagnóstico médico». La sentencia de la Sección Sexta de la Audiencia Provincial de Alicante de 23 de Abril de 2002 nos indica que no todo diagnóstico equivocado provoca inexcusablemente responsabilidad, ya que no es jurídicamente exigible el acierto en todo caso, ni es sancionable siempre el error científico, incurriendo solamente en responsabilidad el médico que diagnostica equivocadamente por manifiesta negligencia o ignorancia a la vista de los síntomas o por no emplear oportunamente los medios técnicos que ayudan a evitar los errores de apreciación, ya que el médico tiene el deber y la responsabilidad de mantener actualizados sus conocimientos científicos y perfeccionar su capacidad profesional.

La *lex artis*, dice la sentencia de 15 de Febrero de 2006, supone que la toma de decisiones clínicas está generalmente basada en el diagnóstico que se establece a través de una serie de pruebas encaminadas a demostrar o rechazar una sospecha o hipótesis de partida, pruebas que serán de mayor utilidad cuanto más precozmente puedan identificar ó descartar la presencia de una alteración, sin que ninguna presente una seguridad plena. Implica por tanto dos cosas: en primer lugar, la obligación del médico de realizar todas las pruebas diagnósticas necesarias, atendiendo al estado de la ciencia médica en ese momento, de tal forma que, realizadas las comprobaciones que el caso requiera, sólo el diagnóstico que presente un error de notoria gravedad o unas conclusiones absolutamente erróneas, puede servir de base para declarar su responsabilidad, al igual que en el supuesto de que no se hubieran practicado todas las comprobaciones o exámenes exigibles (STS 23 Sep. 2004). En segundo, que no se pueda cuestionar el diagnóstico inicial por la evolución posterior dada la dificultad que entraña acertar con el correcto, a pesar de haber puesto para su consecución todos los medios disponibles, pues en todo paciente existe un margen de error independientemente de las pruebas que se le realicen.

4.- La responsabilidad médica. Criterios de imputación

La doctrina y jurisprudencia, como regla general, concreta la responsabilidad de los profesionales sanitarios como responsabilidad subjetiva, quedando descartada toda suerte de responsabilidad más o menos objetiva, y, sin que, al respecto, opere la presunción de culpa, ni la inversión de la carga de la prueba, admitida para los daños de otro origen, correspondiendo al paciente la prueba de la culpa y de su relación de causalidad. De esta forma, la responsabilidad debe contener como requisitos la existencia de una culpa o negligencia en la actuación del personal sanitario, un resultado dañoso y, una relación de causalidad entre tales daños y, la conducta culposa o negligente.

En consecuencia, en la responsabilidad sanitaria, el actor y el paciente ha de probar el daño, la autoría, la relación de causalidad y la infracción de los deberes profesionales o de la *lex artis ad hoc* por parte del médico. Precisamente, la diligencia exigible al médico en sus modalidades de medicina curativa y voluntaria será esa *lex artis* profesional, al agregarle los términos exclusivos y excluyentes *ad hoc*, que supone actuar conforme al estado de la ciencia en el momento del ejercicio de la conducta y, que conforma el conjunto de todos los deberes médicos, que contiene la citada *lex artis ad hoc*, y que, se concreta, entre otros, en deberes relacionados con la información, con la competencia profesional, con los deberes de asistencia y certificación.

No hay que olvidar que a pesar de ser la culpa el núcleo central a tener en cuenta, cuando el objeto de la obligación es la obtención de un determinado resultado en el caso de la medicina no curativa, la responsabilidad del facultativo tiene lugar desde el mismo momento en que se asume la obligación, o, incluso desde que se asume el riesgo, independientemente de si la conducta ha sido culpable o no. Se asume, por tanto, el riesgo desde el mismo momento que se actúa, debiendo el demandado/profesional sanitario responder del resultado dañoso, a no ser que probara una circunstancia determinante de la no existencia de nexo causal, como puede ser la culpa exclusiva de la víctima, de un tercero, o, la demostración de la existencia de caso fortuito o fuerza mayor. Esta cuasi objetivación de la responsabilidad tiene especial campo de actuación en la medicina no curativa, pues, la base culpabilística no interesa tanto como el resultado final, de tal manera que, los presupuestos de la responsabilidad objetiva quedan mejor estructurados en esta modalidad médica. Por tanto, el médico responde del resultado no deseado, independiente de la calificación de su conducta culpable o negligente. No obstante, el riesgo creado y asumido por el propio médico comparte campo de actuación con el hecho que, el paciente/cliente también mediante el cumplimiento del deber de información por parte del profesional sanitario, ha asumido sus propios riesgos, pudiendo con ello ver aquél moderada su responsabilidad o, incluso, eliminada.

Cuando el resultado dañoso se produce en un centro de naturaleza pública, la responsabilidad queda enmarcada en la responsabilidad patrimonial objetiva de la Administración al amparo de la LRJPAC (Ley 4/1999, de 13 de Enero de modificación de la Ley 30/1992, de Régimen Jurídico de las Administraciones Públicas y del Procedimiento Administrativo Común), y, en donde el titular del centro, al tener la consideración de empresario también se le podrá aplicar la tendencia objetivizadora del artículo 1903.4° del Código Civil, que en sede de responsabilidad extracontractual podría encajar en este tipo de medicina no curativa.

Junto al mencionado artículo 1903.4 del Código Civil, otra manifestación normativa que tiende a consagrar la objetivización de la responsabilidad del personal sanitario sería el artículo 148 del Real Decreto-Ley 1/2007, de 16 de Noviembre por el que se aprueba el Texto Refundido de la Ley General para la Defensa de los Consumidores y Usuarios y otras leyes complementarias, que dispone que: "se responderá de los daños originados en el correcto uso de los servicios, cuando por su propia naturaleza, o por estar así reglamentariamente establecido, incluyan necesariamente la garantía de niveles determinados de eficacia o seguridad, en condiciones objetivas de determinación, y supongan controles técnicos, profesionales o sistemáticos de calidad, hasta llegar en debidas condiciones al consumidor y usuario. En todo caso, se consideran sometidos a este régimen de responsabilidad los servicios sanitarios, los de reparación y mantenimiento de electrodomésticos, ascensores y vehículos de motor, servicios de rehabilitación y reparación de viviendas, servicios de revisión, instalación o similares de gas y electricidad y los relativos a medios de transporte. Sin perjuicio de lo establecido en otras disposiciones legales, las responsabilidades derivadas de este artículo tendrán como límite la cuantía de 3.005.060,52 euros". Se considera al paciente/víctima consumidor a efectos de aplicarle este Ley ante la prestación de un servicio de forma defectuosa, siendo el ámbito de aplicación de tal precepto no sólo la sanidad pública, sino también la privada, y, cualquiera que sea modalidad de prestación sanitaria (asistencial o voluntaria).

La jurisprudencia de nuestro Tribunal Supremo, al juzgar la responsabilidad médica en la medicina curativa y analizando el *onus probandi*, pone de manifiesto que, la no inversión de la carga de la prueba opera siempre, con excepción de dos supuestos:

1) Cuando la obligación del médico es de resultado, por ubicarse el acto médico preciso en una *locatio operis*, siendo este el caso de las intervenciones quirúrgicas reparadoras o de estética, en donde el paciente es el cliente.

2) Cuando por circunstancias especiales, acreditadas, el daño del paciente es desproporcionado, ha quedado constatada la falta de diligencia y de cooperación del médico, o se ha visto obligado a probar un hecho negativo (la conocida como prueba diabólica), como que no fue debidamente informado.

Con tales premisas, el carácter subjetivo del criterio de imputación de la responsabilidad civil aplicable en el ámbito de la medicina privada, conforme a lo dispuesto en el Código Civil, tanto si el paciente ha concertado un contrato de arrendamiento de servicios con el facultativo, como si no media una relación contractual directa, bien porque el paciente haya concertado la prestación de servicios directamente con un centro sanitario privado (que pone a su disposición los medios personales y materiales necesarios para cumplir con su obligación asistencial), o bien porque el paciente se ha limitado a concertar un contrato de seguro con una compañía de seguros sanitarios, y a solicitar la prestación de asistencia sanitaria a uno de los facultativos que la aseguradora pone a su disposición, pero sin celebrar un contrato con éste; nos encontramos en el caso de medicina curativa ante una obligación de medios, corriendo a cargo del demandante la prueba del daño, la culpa y el nexo causal; mientras que, en la medicina voluntaria, la obligación es de resultado, no siendo necesaria la prueba de la culpa, sino el daño y el nexo causal entre la conducta del facultativo y el daño. En el primer supuesto mencionado, la responsabilidad del facultativo será contractual, rigiéndose por lo dispuesto en los artículos 1101 y siguientes del Código Civil; en cambio, en los otros dos citados, será extracontractual la responsabilidad y se regirá por lo dispuesto en el artículo 1902 del Código Civil.

El parámetro de diligencia exigible es el de la *lex artis ad hoc*, tanto si estamos ante una responsabilidad contractual como extracontractual. La responsabilidad civil médica puede ser por actos propios o por hecho ajeno, ya que el facultativo no sólo debe responder por los daños causados que por su propia actuación cause al paciente, sino también por los causados por su dependiente o auxiliares. Aunque, en el ámbito contractual, nuestro Código Civil no consagra expresamente la responsabilidad por hecho ajeno del deudor; sin embargo, encuentra encaje legal, precisamente, en la responsabilidad resultante de contravenir "de cualquier modo" sus obligaciones contractuales que consagra el artículo 1101 *in fine* del Código Civil, a través de lo que se denomina responsabilidad contractual indirecta.

Por otro lado, en el ámbito extracontractual, la responsabilidad por hecho ajeno, sí está expresamente recogida en el artículo 1903 del Código Civil. Esta responsabilidad es, asimismo, por culpa, más, concretamente, por haber incurrido en culpa *in vigilando o in eligiendo* con respecto a los dependientes, presumiéndose la culpa en este supuesto. Si son varios los facultativos que prestan su asistencia al paciente, sin que exista entre ellos una relación de dependencia, hay que destacar que en el ámbito extracontractual responderá solidariamente frente al paciente. También en el ámbito contractual y, pese a que el artículo 1137 del Código Civil excluye la solidaridad.

Si la prestación sanitaria tiene lugar en un centro sanitario, el titular del mismo podrá ser, asimismo, responsable por los daños causados al paciente atendido dentro de sus instalaciones, pues, esta responsabilidad es tanto por hecho ajeno como por hecho propio, y tanto contractual como extracontractual, según que el propio paciente haya perfeccionado un contrato de hospitalización o clínica con el centro sanitario, o haya sido el facultativo o, en su caso, la compañía aseguradora la que haya celebrado respectivamente con el hospital dicho contrato. Por último, si el centro sanitario es público, se le imputa de forma objetiva y directa a la Administración la responsabilidad derivada de los daños causados en el funcionamiento anormal y normal de los servicios públicos, y entre ellos, de los sanitarios.

5.- Daño desproporcionado y prueba

La doctrina del resultado desproporcionado, o la regla *res ipsa loquitur* supone que, la producción de un mal resultado que objetivamente resulte desproporcionado con lo que es usual en la intervención o acto médico que se trate, revele inductivamente la penuria o negligencia de los medios empleados, atendiendo al estado de la ciencia y las circunstancias, o bien al descuido en su conveniente y temporánea utilización. Se trata de una teoría de creación jurisprudencial en la que se trata de compatibilizar el carácter subjetivo de la responsabilidad civil médica, con la protección de la víctima y su resarcimiento, ante la existencia un resultado o daño desproporcionado de los que normalmente nos se producen, sino por razón de una conducta negligente.

Esta teoría, "la doctrina del daño desproporcionado", presume la negligencia del médico, salvo prueba en contrario, cuando se origina en el paciente un daño que en condiciones normales no se habría producido. Es una teoría propia del orden civil, aunque acogida también por la Sala tercera de lo Contencioso (STS, Sala de lo Contencioso-Administrativo, sección 6ª, de 20 de Septiembre de 2005). Surge cuando el resultado dañoso provocado por la intervención médica, es dañino e incompatible con las consecuencias de una actuación terapéutica normal, de lo que, se deduce que, no se ha actuado con la diligencia debida. Ante ciertos hechos objetivos puede presumirse la culpa médica cuando las circunstancias y el sentido común indican que, el hecho dañoso no hubiera tenido lugar de no mediar culpa profesional, esto es, a través de una deducción obtenida de la anormalidad de las consecuencias dañosas. Se afirma que el médico no ha actuado de acuerdo con los datos actuales de la ciencia y con una conducta profesional diligente. Esta responsabilidad profesional del médico responde a la regla *res ipsa loquitur* (la cosa habla por sí misma); regla que, se refiere a una evidencia que, crea una deducción de negligencia. Por lo tanto, no resulta de aplicación tal regla cuando, por desproporcionado que resulte el daño, el médico prueba que el daño no fue debido precisamente a su negligencia.

De esta manera, sobre las previas bases, el daño desproporcionado se puede definir como "aquél no previsto ni explicable en la esfera de su actuación profesional, que obliga al médico a acreditar las circunstancias en que se produjo el principio de facilidad y proximidad probatoria". Se incide en la atribución causal y en el reproche de desviación de la *lex artis ad hoc* (entendido como criterio de normalidad), además de los cánones generales sobre el *onus probandi* de la relación de causalidad, pues, se presume la anormalidad en el funcionamiento del servicio sanitario, y por ende, la negligencia en la actuación del personal sanitario, al no responder al buen hacer exigible, esperado y propuesto, y revelarse deductivamente inadecuado y contrario a la *lex artis*, ante la anormalidad/desproporción del resultado dañoso. La mera comprobación del daño desproporcionado, esto es, no previsto ni explicable en la esfera normal de actuación profesional, hace presumir que hubo culpa en el personal sanitario.

El daño es capaz de servir de elemento de imputación de responsabilidad cuando los otros dos elementos se intuyen (atribución causal y desviación de la *lex artis*), pero no se pueden demostrar. Se subsume en el daño la existencia de la culpa. El resultado dañoso es tan manifiestamente desproporcionado en relación con el riesgo asumido por el paciente, que se dice que, los propios hechos hablan por sí solos, o *res ipsa loquitur*, y se deduce la responsabilidad. Se trata de una evidencia "el daño desproporcionado" del que se deduce la culpabilidad del autor.

Se puede ver que se requiere el hecho de que se produzca dé un evento dañoso de los que normalmente no se producen, sino por razón de una conducta negligente, y que sea desproporcionado en relación con lo que usualmente sería el correcto actuar en este sentido; siendo, además, necesario que, se origine en la esfera de actuación del médico, sin que sea preciso conocer el detalle exacto de la misma, y, por supuesto, que no sea causado por una conducta o una acción que corresponde a la propia víctima. Del daño desproporcionado se desprende la culpabilidad del autor.

Conviene aclarar que tal daño no representa un criterio de imputación vinculado sin más al resultado generado en la esfera de acción del demandado, sino que crea o hace surgir una deducción de conducta negligente o de culpabilidad en el médico, mientras éste no pruebe lo contrario, esto es, acredite y explique las circunstancias en que se produjo su actuación y que, ésta fue conforme a la *lex artis*. De forma que, la ausencia u omisión de justificación de un adecuado proceder por parte del profesional sanitario, puede determinar su imputación, y, por ende, su responsabilidad.

En la sentencia del Tribunal Supremo, Sala de lo Civil, sección 1ª, de 23 de Mayo de 2008, se señalan como presupuestos necesarios para que opere este supuesto de responsabilidad:

1. La presencia de un evento dañoso de los que normalmente no se producen, sino por una conducta negligente.
2. Que ese suceso dañoso venga originado por cualquier conducta que, entre en la esfera de disponibilidad y control del demandado, aunque no se conozca el modo.
3. Que el daño no sea imputable a un comportamiento culposo de la propia víctima.

La existencia del daño desproporcionado incide en la atribución causal y en el reproche de culpabilidad, alterando los cánones generales sobre responsabilidad médica en relación con el *onus probandi* de la relación de causalidad y la presunción de culpa. Siendo, así que, no podrá existir daño desproporcionado, por más que en la práctica lo parezca, cuando haya causa que, explique el resultado; explicación que excluye la aplicabilidad de las consecuencias de esta doctrina jurisprudencial, al no poderse atribuir al médico o personal sanitario cualquier consecuencia, por nociva que sea, que caiga fuera de su campo de su actuación.

No se excluye la presunción desfavorable que, puede generar un resultado dañoso, cuando éste por su desproporción con lo que es usual comparativamente, según las reglas de la experiencia y del sentido común, revele inductivamente la penuria negligente de los medios empleados, según el estado de la ciencia y el descuido en su conveniente y temporánea utilización. Por tanto, corresponde al médico, como hemos puesto de manifiesto, destruir esta presunción de negligencia.

El Tribunal Supremo ha resaltado que, el daño desproporcionado al que se refiere esta teoría, no debe equipararse al riesgo típico de la intervención; de modo que, si a pesar de una técnica quirúrgica impecable, se materializa un riesgo típico del que el paciente fue oportunamente informado, y, se produjo por causas inevitables, o si el profesional médico ajusta su actuación a los parámetros de la *lex artis ad hoc*, éste no habrá incurrido en ningún tipo de culpa o negligencia, ni resultará aplicable, en consecuencia, la teoría del daño desproporcionado.

Concluimos que esta teoría sólo será de aplicación en el caso que se produzca un riesgo atípico. Un daño anómalo e inusual puede ser una pista que, apunte a la necesidad de examinar la conducta del profesional para comprobar, si ha sido o no negligente, pero, además, habrá que determinar la existencia de una relación de causalidad entre esa conducta y el daño causado. En realidad, no será tanto el daño desproporcionado el que abra la posibilidad de recurrir al mecanismo presuntivo, como las circunstancias anormales que rodean el caso.

6.- El consentimiento informado.

a) El derecho deber de información

La información al paciente o, consentimiento informado, es uno de los aspectos más relevantes de la relación médico paciente, hasta el extremo que el mismo se ha configurado por sí solo como una fuente autónoma y propia de responsabilidad. Dentro del grupo de actividades encaminadas a la curación del enfermo, que conforma la obligación de los profesionales de la medicina como una obligación de medios, está el deber de información a los pacientes, por lo que se configura como un elemento importante de la llamada *lex artis*.

En la sentencia del Tribunal Supremo de 11 de Febrero de 1997, se afirma que la obligación de medios comprende:

1. La utilización de cuantos conozca la ciencia médica de acuerdo con las circunstancias crónicas y tópicas en relación con el enfermo concreto.
2. La información, en cuanto sea posible, al paciente o, en su caso, familiares del mismo, del diagnóstico, pronóstico, tratamiento y riesgos, muy especialmente en los supuestos de intervenciones quirúrgicas. Este deber de información de las enfermedades crónicas, con posibles recidivas o degeneraciones, se extiende a los medios que comporta el control de la enfermedad.
3. La continuidad del tratamiento hasta el alta y los riesgos de su abandono.

b) Marco y regulación legal.

El deber de información se mantiene permanente tanto en la relación médico paciente como en la relación obligacional, o tratándose de una obligación extracontractual. Este deber deviene del principio general de no dañar a otro, y tal daño ocurre si el médico deja de informar en los supuestos y en la forma que las circunstancias aconsejen.

El artículo 10 núm. 6 de la Ley General de Sanidad nos dice que frente a las distintas Administraciones públicas sanitarias todos tienen derecho a la libre elección entre las opciones que les presente el responsable médico de su caso, siendo preciso el previo consentimiento escrito del usuario para la realización de cualquier intervención, excepto:

29

a) Cuando la no intervención suponga un riesgo para la salud pública.

b) Cuando no esté capacitado para tomar decisiones, en cuyo caso el derecho corresponderá a sus familiares o personas a él ligadas.

c) Cuando la urgencia no permita demoras por poderse ocasionar lesiones irreversibles o existir peligro de fallecimiento.

En esos tres casos pueden concretarse los límites al deber general de información: situaciones de urgencia, diagnóstico fatal, y cuando la información sea gravemente perjudicial para la salud del paciente.

El derecho de información viene regulado actualmente en la Ley Estatal 41/2002, de 14 de Noviembre, básica reguladora de la autonomía del paciente y de derechos y obligaciones en materia de información y documentación clínica. En el ámbito de la Comunidad Valenciana, en la Ley 1/2003, de 28 de Enero, de derechos e información al paciente.

7.- El daño.

a) El daño. Tipos.

Para comprender todo tipo de responsabilidad civil no hay que olvidar que, el daño, es el elemento común, ya que sin resultado no puede hablarse de culpa con trascendencia civil. En la relación contractual el daño viene expresado en el artículo 1106 del Código Civil, en el que se indica que la indemnización de daños y perjuicios comprende no sólo el valor de la pérdida que hayan sufrido, sino también el de la ganancia que haya dejado de obtener el acreedor, salvas determinadas disposiciones. Por lo que afecta a la extracontractual, en el art. 1902, el que por culpa causa un daño a otro debe repararlo.

En un intento por nominar las diversas clases de daños indicamos los biológicos, patrimoniales y morales:

-Daños biológicos son los derivados de la intervención médica, el daño a la integridad física o psíquica. La lesión, que debe entenderse, desde este punto de vista biológico, como cualquier alteración somática o psíquica que, de una forma u otra, perturbe, amenace o inquiete la salud de quien la sufre, o, únicamente, limite o menoscabe la integridad personal del afectado, ya en lo orgánico, ya en lo funcional.

-Daño patrimonial es la incidencia que tiene el anterior sobre nuestro haber material o físico; la pérdida económica consecuencia directa de los daños materiales o personales sufridos por el perjudicado.

-Daños morales, deben definirse más desde un punto de vista negativo, como afectante a una serie de valores, sentimientos, sensaciones, que integran un peculiar patrimonio espiritual o inmaterial del individuo. Suelen relacionarse con el dolor, aflicción, preocupación; es decir, con una contrariedad de tipo psicológico.

Con el fin de simplificar los eventuales daños derivados de un hecho siniestral, se puede hablar en general de daños materiales y de daños personales. En los primeros se produce un menoscabo, valorable en dinero, sobre intereses patrimoniales del perjudicado. Los segundos se entienden como las lesiones corporales en sentido amplio, tanto las afectantes a la integridad anatómica con su reflejo somático tangible, como a la salud del sujeto afectado por enfermedad de cualquier índole, incluso a nivel psíquico. Estos daños no patrimoniales incluyen tanto los daños morales en estricto sentido como los daños morales con repercusión en la esfera patrimonial.

b) Marco legal general sobre el daño.

Dará lugar a reparación todo daño, tanto material como moral, siempre que sea real y demostrable. Desde un punto de vista meramente jurídico, y específicamente jurídico procesal, es constante la doctrina jurisprudencial que señala que no puede prosperar una demanda en que se solicita una indemnización de perjuicios que se acrediten en la ejecución de la sentencia porque la existencia de los mismos ha de probarse en el pleito y sólo es lícito reservar para dicho período la determinación de su cuantía. Así indica ya el Tribunal Supremo en su antigua sentencia de 4 de Julio de 1944, que al Juzgador no le es dado aplazar para el proceso de ejecución lo que normalmente puede y debe ser tratado en el de cognición; y en la de 22 de Junio de 1992 que cualquiera que sea el momento procesal en que haya de procederse a la determinación del importe de los daños y perjuicios es necesario que la sentencia declare probada la existencia de los daños reclamados como presupuesto ineludible para poder con posterioridad o inmediatamente después fijar la cantidad a que ascienden.

Se atiende a los daños presentes, como aquellos que son consecuencia de la acción o de la omisión y por tanto posteriores a esas actividades y que son los que la resolución judicial va a declarar como producidos. A los daños futuros, como sinónimos de secuelas permanentes que exigirán de la víctima un desembolso constante para su tratamiento, unos gastos que necesariamente deberá acometer en el futuro. Los daños sobrevenidos, que son los daños nuevos, aquellos que guardando relación de causa a efecto con el evento dañoso positivo, se manifiestan con posterioridad a la emisión de la resolución judicial. Si estos daños se manifiestan una vez recaída sentencia, el perjudicado deberá acudir a un nuevo procedimiento.

El daño emergente y el lucro cesante; y con relación a éste es una cuestión de hecho y de estimación restrictiva, puesto que las ganancias dejadas de obtener han de probarse, evidentemente, por quien las reclama, y ello con rigor, sin que se presenten como dudosas o como fundadas en meras esperanzas o abstractas posibilidades. En conexión con el anterior, la pérdida de probabilidades que se trata de la frustración de expectativas de ganancias futuras. Con relación al daño moral habrá de tenerse en cuenta y ponderar las circunstancias concurrentes en cada caso.

c) Valoración de la prueba del daño.

La fijación del *quantum* indemnizatorio es cometido del libre arbitrio de los Tribunales de instancia, soberanos para declarar su procedencia por razón de los daños causados y por los perjuicios sufridos, los cuales no son susceptibles de una valoración económica exacta, resolviéndose en apreciaciones aproximadas que no precisan corresponderse matemáticamente con las pedidas por las partes.

Pese a la libertad de criterio del Tribunal en orden a la valoración de los perjuicios y señalamiento de la indemnización, han de establecerse las bases, fundamentos y demás elementos que hayan podido tenerse en cuenta para fijar su importe, pues la motivación de las sentencias es exigencia impuesta por el artículo 120 núm. 3 de la Constitución Española, lo que no supone, que la sentencia haya de contener u ofrecer necesariamente una exhaustiva descripción del proceso intelectual que ha llevado a decidir en un determinado sentido, bastando con que dicha motivación ponga de manifiesto que la decisión judicial responde a una correcta interpretación y aplicación de la norma.

La valoración del daño encierra un doble aspecto, médico y jurídico. Por un lado, la evolución de la lesión, las secuelas, y el grado de limitación que éstas ocasionan es un proceso fundamentalmente clínico, mientras que la valoración económica, o reparación patrimonial, es una labor administrativa o judicial. Para la valoración deben tenerse en cuenta determinados factores:

-Médicos, como los diversos criterios diagnósticos y terapéuticos para establecer la clase de lesión y sus consolidadas secuelas, grados de las mismas, etc.
-Personales, marcados por la distinta sensibilidad al dolor y a las lesiones que tienen los diversos sujetos, así como las variaciones en sus circunstancias familiares, sociales y laborales, etc.
-Legislativos, como pueden ser los apropiados baremos económicos (un ejemplo lo representa el baremo de indemnización de lesiones en el ámbito de los seguros y en materia de tráfico, Ley de Ordenación y Supervisión de los Seguros Privados de 1995).

Conclusión

La ciencia médica está en constante cambio, lo que conlleva una gran repercusión en el ámbito legal. Tras el análisis en el presente trabajo de: las reclamaciones judiciales, la legitimización, la prueba, la peritación, las diversas medicinas, la obligación y responsabilidad médica, el daño y el consentimiento informado; se puede concluir que en las distintas sentencias judiciales, el paciente queda amparado bajo el derecho fundamental a la salud contemplado en la Constitución Española (1978), y el profesional médico debe ejercer su profesión siguiendo los principios básicos y modificables de la *lex artis*.

Referencias

Berrocal, L. A. (2011). A propósito de la responsabilidad civil médica. La teoría de la pérdida de oportunidad y del resultado o daño desproporcionado. *Revista de la Escuela de Medicina Legal*, Febrero, 23-42.

Díaz-Regañón, G. C. (Eds.). (1996). *El régimen de la prueba en la responsabilidad civil médica: hechos y derecho*. Pamplona: Aranzadi.

Esteban, M. (2011). Sentencia de un juzgado de Badajoz. No hay culpa si el daño se debe a una patología reexistente. *Diariomédico.com*. Recuperado de http:// www.diariomedico.com/2011/10/14/area-profesional/normativa

Fernández, C. J. (Eds.). (1987). *Responsabilidad civil médica y hospitalaria*. Madrid: Edilex, D.L.

Fernández, C. J. (Eds.). (1995). *La responsabilidad civil sanitaria: (médica y de enfermería)*. Madrid: La Ley-Actualidad.

Hernández, G. A. (Eds.). (2005). *Responsabilidad legal del médico. Prevención, diagnóstico y tratamiento*. Máster Line & Prodigio, S.L.

Jiménez, L. M. (2009). Orden jurisdiccional competente para conocer de las reclamaciones por responsabilidad patrimonial en caso de seguro de responsabilidad civil de las administraciones públicas. *Revista Internauta de Pràctica Jurídica*, 23, 67-81. Recuperado de http://www.ripj.com/art_jcos/art_jcos/num23/orden%20 jurisdiccional.pdf

Luna, Y. A. (2005). Oportunidades perdidas. La doctrina de la pérdida de oportunidad en la responsabilidad civil médico-sanitaria. *InDret*, 02/05, 1-18. Recuperado de http://www.xn--forenses-espaa-2nb.es

Magro, S. V. (Eds.). (2007). *Guía práctica de responsabilidad sanitaria: (análisis de la casuística existente en materia de responsabilidad penal y civil sanitaria con formulación de preguntas y respuestas ante los supuestos que concurren en la práctica; repertorio práctico de jurisprudencia actualizada con fichas identificativas de casos de responsabilidad sanitaria)*. Madrid, Las Rozas: La Ley.

Ministerio de sanidad y consumo (2006). *Libro-baja. Sistema nacional de salud*. Recuperado de http://publicaciones.administracion.es

Moya, J. A. (2010). La responsabilidad de la Administración sanitaria y médica. *Revista de responsabilidad civil, circulación y seguro*, 7, 6-34.

Rives, S. J. (2004). Consideraciones generales acerca de la responsabilidad civil médica y sanitaria: cuestiones de Derecho sustantivo y procesal en la materia. *Diario La Ley*, 6011, 1-5.

Romero, P. J. (2002). La pericia médico-legal en los casos de responsabilidad médica. *Cuadernos de Medicina Forense*, 27, 11-28.

Seijas, Q. J. (2007). Responsabilidad civil médica: ¿Obligación de medios; obligación de resultados? *Revista de responsabilidad civil y seguro,* Doctrina, 9-22. Recuperado de http://www.reicaz.org/agrupcol/comdecir/jornad16/jornad16.pdf

Seijas, Q. J. (Eds.) (2010). *Supuestos de responsabilidad civil: (médico-sanitaria, transporte de viajeros y mercancías, y leyes especiales).* Madrid, Las Rozas: La Ley.

Téllez, R. F. (s.f.). *El régimen probatorio en la responsabilidad civil médica.* Recuperado el 14 de noviembre de 2011, de http://www.asociacionabogadosrcs.org/ doctrina/El%20 regimen%20probatorio.pdf

Valls Ll. J. (2000). La responsabilidad civil por negligencia médica. Su acreditación procesal. *Revista Derecho y Salud,* 8, 1, 75-84.

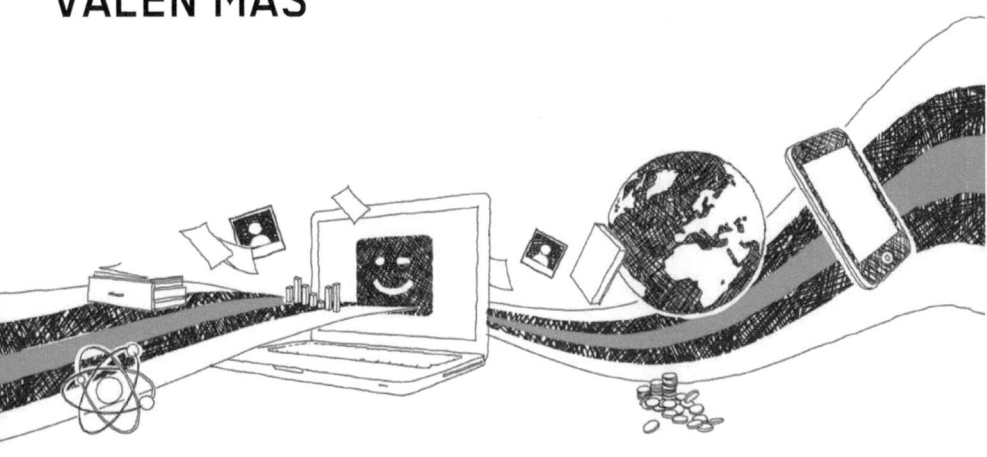
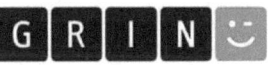